HYGIÈNE ALIMENTAIRE

Moyen de combattre la Goutte, le Rhumatisme, l'Asthme,
l'Obésité, etc.

A M. L. V......, à Paris.

Mon cher ami, depuis quelques vingt ans,
vous souffrez de la goutte, infirmité des gens
d'esprit, selon Sydenham ; depuis un temps
égal, je suis asthmatique, et, si ma maladie
n'est pas précisément sœur de la vôtre,
comme le disait Erasme de la néphrite, elle
a du moins avec elle des rapports de parenté
qui me semblent incontestables. Je crois
qu'il est un moyen, sinon de guérir, au moins
d'atténuer très sensiblement nos deux maux :
j'en ai fait l'expérience quant au mien, et
c'est le désir de vous voir éprouver aussi du

soulagement qui m'engage à vous faire part de ce moyen.

Vous savez que nos aliments peuvent être divisés en deux classes : les aliments *plastiques*, qui servent à l'accroissement et à l'entretien des tissus, et les aliments *respiratoires*, qui fournissent le combustible nécessaire à notre organisme. Les premiers contiennent une assez forte proportion de matière azotée, tandis que les seconds renferment surtout du carbone (1). Chacun de nous doit consommer, en aliments de ces deux classes, la quantité nécessaire aux besoins du corps : beaucoup d'êtres humains sont malheureusement privés de ce nécessaire et souffrent en s'affaiblissant ; mais d'autres, dont le nombre s'accroît sans cesse, consomment plus qu'il ne convient, et alors il y a pléthore, souffrance, maladie.

---

(1) « Les aliments non azotés, tels que la graisse, l'amidon, la gomme, le sucre, ne servent qu'à l'entretien « de l'acte respiratoire et au développement de la chaleur animale qui en est la conséquence. »

(M. J. Cirardin. — *Leçons de chimie élémentaire*. — 64e.)

La surabondance des aliments azotés a sans doute des résultats fâcheux, mais ils sont aujourd'hui peu communs ; les conséquences d'une alimentation trop chargée de carbone sont au contraire fréquentes et manifestes.

On a reconnu que la quantité de carbone dépensée par un adulte, vivant dans un climat tempéré et faisant peu d'efforts musculaires, est, par jour, d'environ 280 grammes, dont 220 sont exhalés dans la respiration, sous forme d'acide carbonique, et le surplus est excrété de diverses manières. Cette quantité est moindre chez les vieillards, les femmes et les enfants ; elle diminue quand la température s'élève, mais elle augmente lorsque la température s'abaisse, et elle s'accroît surtout en proportion de l'action musculaire.

Il est donc nécessaire de régler la consommation d'aliments carbonés, suivant l'âge, les climats, les saisons, et le travail. Mais qu'arrivera-t-il si la quantité de carbone absorbée dans les aliments dépasse celle employée pour les besoins de la vie et du mouvement? Que deviendra l'excédent? C'est ce qu'il importe de rechercher.

Chez un grand nombre de sujets, cet excédent de carbone non dépensé, non excrété, ira se caser, sous la forme de graisse (1), dans les cellules adipeuses de certains tissus, où il formera, comme dans la bosse du chameau, une réserve de combustible pour les temps de disette : c'est « la caisse d'épargne du sang » a dit l'auteur de l'*Histoire d'une bouchée de pain*. Mais, si la réserve est comble, ou si, par suite de la prédisposition individuelle, cette transformation ne s'opère pas, qu'adviendra-t-il? Alors, suivant cette prédisposition, presque toujours héréditaire : ou le foie, qui est chargé d'éliminer l'excédent non brûlé des matériaux carbonés et hydrogénés, éprouvera de

---

(1) Liebig a démontré, il y a longtemps et contrairement à l'opinion de quelques chimistes, que l'organisme animal est doué de la faculté de convertir directement en graisse les hydrocarbures des aliments consommés, surtout le sucre et l'amidon.

l'inflammation, par suite d'un travail excessif (hépatite, etc.) ; ou il y aura exagération de la fonction glycogénique (1) de cet organe (diabète sucré) ; ou bien il se présentera une exsudation anomale et chronique des muqueuses intestinales (gastrite, entérite etc.), ou des muqueuses bronchiques (2) (catarrhe pulmonaire, bronchite chronique, asthme) ; ou bien encore le carbone deviendra de l'acide urique (3) qui, en attaquant et décom-

---

(1) Chacun sait que certaines substances végétales carbonées se transforment naturellement et prennent des aspects tout différents, sans que leur composition chimique ait sensiblement varié. Ainsi l'amidon des céréales, placé dans certaines conditions de température et d'humidité, devient sucre, par l'effet de la diastase ; le sucre dilué devient alcool, par l'action de certains ferments ; l'alcool dilué devient acide acétique, par l'action d'un autre ferment. Ces mêmes substances, introduites dans le corps des animaux, y subissent aussi ces transformations et bien d'autres encore, hormis la fermentation alcoolique à laquelle s'oppose la présence de la bile dans l'intestin.

(2) Ce n'est pas là une hypothèse, et il est facile de s'assurer que les excrétions des muqueuses renferment une grande quantité de carbone.

(3) Formule : $C^{10} H^4 Az^1 O^5$.

posant les tissus, occasionnera des douleurs goutteuses ou rhumatismales et souvent aussi des calculs, de la gravelle (1). Les éruptions vésiculeuses chroniques, quelques autres affections cutanées, les furoncles (2),

---

(1) Le sang ne contient pas d'acide urique libre, mais seulement des urates qui, suivant M. Ch. Robin, proviennent de la désassimilation des tissus, opérée par l'acide urique. Ce dernier, qu'il ne faut pas confondre avec l'urée dont la composition chimique est différente, se sépare de ses bases, au moment de la sécrétion urinaire et précipite, après un repos plus ou moins long, sous la forme d'un dépôt roux et pulvérulent. C'est ce même acide qui, seul à l'état cristallisé, ou plus souvent uni à des bases alcalines ou bien à de la chaux, forme des concrétions séjournant dans les reins, dans les conduits excréteurs de l'urine ou dans la vessie, et donnant lieu aux douleurs dites néphrétiques.

(2) M. Pasteur, dans un mémoire lu à l'Académie des Sciences le 3 mai 1880, déclare que « il paraît certain « que tout furoncle renferme un parasite microsco- « pique aérobie, et que c'est à lui que sont dues l'inflam- « mation locale et la formation du pus qui en est la « conséquence. »

Il n'y a qu'à s'incliner devant une déclaration de l'illustre savant; mais il reconnaît que la diathèse furonculeuse existe préalablement, et sa nouvelle découverte ne me paraît pas être en contradiction absolue avec la cause première que je crois être l'état de sursaturation carbonée.

les hémorroïdes, et certaines maladies in-
flammatoires paraissent devoir être attribuées
à la même cause. D'une manière ou d'une
autre, l'élément surabondant, ne trouvant
pas sa place dans l'organisme, y sera corps
étranger et causera du désordre et de la souffrance (1). Le moins qui puisse en résulter

---

(1) Selon le Dr Noël Guéneau de Mussy (*Leçons de clinique*), on doit rattacher à la diathèse arthritique beaucoup d'autres maladies : l'induration des artères, les
névroses, les névralgies, les migraines, l'angine granu-
leuse, la gastralgie, l'hystérie, les crampes et vertiges
stomacaux, l'hémiplégie, les eczémas, un grand nombre
d'affections cutanées et de maladies des muqueuses, les
affections du cœur, l'albuminurie, les varices, etc.

On pourrait y joindre, selon moi, la laryngite chronique et le catarrhe naso-pharyngien; mais il ne faut
pas nier que, dans un certain nombre de cas, ces maladies ne puissent être dues à des causes accidentelles.

Le même auteur énonce que dans le rhumatisme, l'inflammation attaque tantôt les séreuses articulaires et
tantôt les séreuses viscérales.

Il est bien établi que la constitution dite arthritique ou
rhumatismale se transmet par l'hérédité, et j'ajoute que
cette prédisposition tend à être plus précoce et plus sen-
sible lorsque les facteurs de l'hérédité en étaient atteints
tous les deux. Mais on a reconnu également que cette diathèse se modifie fréquemment en passant d'un sujet à
un autre : c'est-à-dire que le rhumatisme du père ou de

est un état général de malaise et d'engour-
dissement qui se fait sentir aussi bien dans
les muscles que dans les articulations, jusqu'à
ce qu'une activité corporelle suffisamment
prolongée l'ait fait disparaître (1).

Il arrive souvent que les diverses maladies
que je viens de nommer se manifestent par
accès, dans certaines conditions de température : et l'on attribue alors le mal à ces
causes secondaires ; mais la cause première,

---

la mère devient, chez l'enfant, asthme, eczéma, etc.
Cette métastase se présente aussi quelquefois chez le
même sujet, à certaines périodes de la vie.

(1) Les phénomènes physiologiques que l'on observe
chez l'homme se rencontrent nécessairement aussi chez
les animaux dont l'organisation se rapproche de la
nôtre. Aussi, dans quelques grandes administrations
de transports, en Angleterre, en Allemagne, à Paris, on
est arrivé à déterminer exactement la ration du cheval
suivant le travail qui lui est demandé, et l'on a reconnu
que, si les aliments carbonés (avoine, maïs, etc.) sont
nécessaires au cheval qui travaille, l'excès de carbone amène diverses maladies (paralysie, fourbure
des membres, excès d'acide hippurique et ses conséquences), et que la ration d'entretien doit contenir, en
suffisante quantité, des aliments azotés ou protéiques,
tels que le foin et les légumineuses (féveroles, sainfoin,
trèfle, gesses, etc.)

sans laquelle les autres eussent été presque sans influence, est l'état de saturation carbonée du sujet malade.

Aussi longtemps que le corps acquiert de l'extension, l'excès d'alimentation se montre rarement ; mais il arrive une époque où il n'y a plus à fournir qu'à l'entretien, et c'est alors que se font sentir les infirmités, surtout lorsque la vie habituelle est sédentaire. On remarque que les laboureurs et les ouvriers qui emploient toutes leurs forces physiques souffrent peu des maladies dont je viens de parler : c'est que le travail musculaire consomme des calories, c'est-à-dire du carbone (1).

Puisque la quantité d'aliments respiratoires doit être proportionnelle à la dépense, il importe de savoir quelle est la proportion

----

(1) Un muscle qui se contracte absorbe de l'oxygène et du carbone, et produit de l'acide carbonique, en quantité plus que double de celle qu'il absorbe et dégage à l'état de repos. Aussi la ration journalière de certains ouvriers contient plus de 700 gr. de carbone sans qu'il y ait excès.

de carbone contenue dans les comestibles ordinaires. Les plus chargés sont les huiles qui en renferment 98 centièmes de leur poids ; le beurre, 83 ; les graisses, 65 à 75 ; le lard, 71 ; le chocolat, 48 ; le riz, 43 ; les légumes secs (haricots, fèves, lentilles, pois) et le sucre, environ 40 centièmes ; l'anguille, 33 ; le pain, 30 ; l'eau-de-vie, 26 ; le café torréfié, 22 ; tandis que la viande sans os et sans graisse ne renferme que 11 centièmes de carbone ; les œufs, $12 \frac{1}{2}$; la pomme de terre, 10 ; la sole, $7 \frac{1}{4}$; le lait, 7 ; les légumes verts, de 5 à 10 ; et le vin de 4 à 6 (1).

---

(1) Les aliments les moins chargés de carbone sont généralement les plus azotés et servent en conséquence à la formation et à l'entretien des muscles et des autres tissus.

Mais la respiration ne dépense pas d'azote et l'action musculaire en consomme peu : aussi la ration journalière d'entretien exige seulement deux décigrammes d'azote par kilog. du poids de l'individu, tandis qu'il faut environ quatre grammes, ou vingt fois plus, de carbone. La viande, le poisson, les fromages, les fèves, sont les aliments les plus riches en matières azotées.

Le lait, qui est destiné à former, pendant le premier âge, la nourriture exclusive des mammifères, est un ali-

Au moyen de ces données, et sans se livrer à des calculs rigoureux, il est facile à celui qui souffre par excès de carbone d'en diminuer sensiblement la dose. Je vous invite à en faire l'expérience et je ne crois pas trop m'engager en vous promettant que vous obtiendrez des résultats surprenants, lorsque ce régime aura été continué pendant quelques mois, avec suite et persévérance. Mais, je vous le répète, je ne vous assure nullement la guérison complète de votre maladie : la disposition congénitale subsistera et les tissus qui ont longtemps souffert resteront toujours impressionnables ; je suis seulement convaincu que vos souffrances seront très atténuées, que vous évi-

---

ment complet qui renferme en proportions convenables, l'azote, le carbone, et les sels minéraux indispensables à l'accroissement des organes, à la respiration, etc. Il en est de même de l'œuf, d'où sort un être entièrement formé.

Les enfants et les adolescents ont besoin d'une nourriture très azotée, et il me semble que l'anémie devrait être combattue d'une manière plus naturelle et plus efficace par cette alimentation que par les préparations ferrugineuses dont l'assimilation est si peu certaine.

terez le retour des accès violents, et que le
soulagement sera d'autant plus marqué que
votre alimentation sera moins carbonée.

Est-il donc besoin d'une si grande force
de volonté pour suivre ce régime, c'est-à-
dire pour réduire sa consommation d'aliments farineux, gras ou sucrés ? Ne reste-
t-il pas les viandes non adipeuses, la plupart
des poissons, les légumes verts, les œufs,
le tout apprêté avec le moins possible de
beurre ou de graisse ? Ne reste-t-il pas en
outre, le lait, les fromages, les fruits, etc. ?
Le gluten (1), dont on conseille l'emploi aux
diabétiques, est difficilement panifiable, et il
faut absolument vous résigner à manger très

-----

(1) Le gluten de froment s'obtient en débarrassant, par
le lavage, la farine de son amidon, et en lui retirant
ainsi la majeure partie de son carbone. Le pain de
gluten renferme 15 à 20 pour cent de farine non lavée :
à l'état sec, il est très friable ; lorsqu'il est trempé, il
devient fibreux et agglutinant. Mais le gluten granulé,
auquel on a joint également une certaine quantité de
farine, est d'un emploi facile dans les soupes. C'est un
aliment très azoté et qui peut remplacer avec beaucoup
d'avantage les autres produits farineux.

peu de pain. Il s'agit, en un mot, d'appliquer à l'hygiène cet aphorisme de Brillat-Savarin : « L'animal se repaît, l'homme mange, l'homme d'esprit seul sait manger » (1).

Je dirai aussi avec Harvey (2) : « Ce n'est « pas dans les livres anciens, mais dans l'ob- « servation de la nature qu'il faut chercher la « vérité » (3). L'empirisme commence à céder

---

(1) « L'instinct, sorte de loi primitive qui suffit aux « autres animaux pour les guider dans le choix de leurs « aliments, s'affaiblit chez nous à mesure que l'intelli- « ligence domine. »

(Payen. Des substances alimentaires.)

(2) Exercitatio anatomica de motu cordis et sanguinis. (Francfort. 1628.)

(3) François Bacon et Descartes exprimaient aussi, presque en même temps que Harvey, cette même idée qui a été le point de départ de toute véritable science, et on la trouve déjà, chez Montaigne, un demi-siècle auparavant.

L'abbé Fleury écrivait, plus tard, en 1686. (Traité du choix et de la méthode des études, chap. Ier) que « le « véritable savant ne s'arrête ni à l'autorité des autres, « ni à ses préjugés : il remonte toujours, jusqu'à ce « qu'il ait trouvé un principe de lumière naturelle et « une vérité si claire qu'il ne la puisse révoquer en doute; « mais aussi , une fois qu'il l'a trouvée, il en tire toutes « les conséquences et ne s'en écarte jamais. »

la place au raisonnement basé sur l'observa-
tion attentive des faits, et cela en médecine
comme en éducation, en économie politique,
dans l'industrie, etc. S'il est vrai que l'idée
systématique peut conduire à de nombreuses
erreurs, d'un autre côté, n'est-il pas aussi
certain que la nature est simple et une dans
sa diversité, et que, faute de reconnaître
des principes généraux, fondés sur l'obser-
vation, une science n'est plus qu'un recueil
de formules changeantes, où l'hypothèse,
le hasard, la mode, et quelquefois aussi le
charlatanisme font varier les manières de trai-
ter un sujet qui varie peu dans son état na-
turel. Les sciences doivent s'entr'aider, et
la chimie organique, née d'hier, qui a déjà
fourni à la médecine tant de moyens d'action, doit aussi l'éclairer sur les phénomènes
réguliers ou irréguliers qui se passent dans
le laboratoire humain (1).

------

(1) « L'expérimentation scientifique doit être fondée sur
« la connaissance du *déterminisme* des phénomènes ;
« autrement l'expérimentation n'est encore qu'aveugle

Derrière la maladie qui est un fait, il y a
des lois naturelles qu'il faut s'appliquer à

« et empirique... Le problème du médecin expérimenta-
« teur consiste à trouver le déterminisme simple d'un
« dérangement organique compliqué, c'est-à-dire à con-
« naître la condition du phénomène pathologique initial
« qui amène tous les autres à sa suite... Enfin la con-
« naissance du déterminisme physico-chimique initial des
« phénomènes complexes, physiologiques ou patholo-
« giques, permettra seule au physiologiste d'agir ration-
« nellement sur les phénomènes de la vie et d'étendre
« sur eux sa puissance, d'une manière aussi sûre que
« font le physicien et le chimiste pour les phénomènes
« des corps bruts. »

(Claude Bernard, *Du progrès dans les sciences physiologiques.*)

« Toute science digne de ce nom est celle qui, connais-
« sant les lois précises des phénomènes, les prédit sûre-
« ment et les maîtrise quand ils sont à sa portée. »

(Idem, *Définition de la vie.*)

« La science vitale existe, elle n'a d'entraves que sa
« complexité, et s'il arrive un jour, ce qui n'est pas dou-
« teux, qu'à force de travail et de patience, la physiolo-
« gie soit définitivement fondée comme science, alors
« nous pourrons, par des modifications du milieu sanguin,
« exercer notre empire sur tout ce monde d'organismes
« qui constitue notre être... »

(Idem, *Le Curare.*)

« La physiologie est appelée à concourir au bien-être
« physique de l'homme, en devenant la base scientifique
« de l'hygiène et de la médecine. »

(Idem, *Disc. de récep. à l'Acad. franç.*)

découvrir et à bien déterminer, puisqu'on ne peut les enfreindre impunément. Je ne veux pas contester le savoir de nos médecins dont la vie est si pleine de fatigues et de dévouement ; mais la médecine n'est-elle pas souvent incertaine et routinière (1) ?

Le champ de mes observations est très borné, et je n'ai pas la prétention d'avoir fait seul une grande découverte ; j'ai cherché à approfondir les faits déjà constatés, pour en connaître la loi, et j'ai trouvé, par surcroît dans cette étude, le moyen simple et facile qui m'a rendu la santé, moyen que, pendant si longtemps, j'avais en vain demandé à la médecine. Voici près de deux années que j'ai commencé à suivre le régime que je vous recommande, et, en étudiant jour par jour les effets de ce régime, j'ai vu se confirmer de tous points le principe qui en est la base. Quelques personnes ont bien

---

(1) « La médecine pratique n'a encore pour guide qu'un « empirisme de tradition... La médecine clinique tâtonne « et marche dans l'obscurité... »

(Claude Bernard. *Leçons sur le diabète.*)

voulu se soumettre aussi à cette diète, et toutes ont obtenu des résultats proportionnés à leur persévérance, par le soulagement, soit de l'asthme, soit du rhumatisme, soit de l'obésité.

On a reconnu, depuis longtemps, que les affections goutteuses ou rhumatismales sont soulagées par le bi-carbonate de soude (sel de Vichy), ce qui s'explique facilement, parce que l'acide urique, en se combinant avec la soude, forme un sel soluble qui s'élimine naturellement ; tandis que le même acide ·donne souvent lieu, aux dépens des tissus, à d'autres corps composés, moins solubles, que l'on retrouve dans les nodosités des articulations ou dans les voies urinaires. Certains acides végétaux (1), les purgatifs drastiques et surtout l'iodure de potassium agissent aussi

---

(1) L'acide urique est décomposé notamment par l'acide oxalique (oseille) et aussi par l'acide salicylique (extrait de la Spirea ulmaria ou reine des prés) dont il a été fait si grand bruit récemment comme remède du rhumatisme, bien qu'il présente des dangers ; mais c'est à tort que l'action de ce dernier médicament a été considérée commme anesthésique.

d'une manière favorable dans la plupart des
maladies dites *arthritiques* , mais chacun de
ces remèdes a des inconvénients, et d'ailleurs ces moyens d'élimination devront être
sans cesse renouvelés si l'alimentation con-
tinue à être trop carbonée. N'est-il pas plus
rationnel de prévenir le mal, de suivre la
diète qui convient pour ne pas dépasser le
point de saturation au delà duquel les conséquences morbides apparaissent (1)?

Des médecins observateurs ont remarqué
que les affections rhumatismales sont ac-
tuellement plus répandues qu'elles ne
l'étaient il y a un demi-siècle, et quelquefois
même des enfants en sont atteints. Cela
peut être imputé au mode d'alimentation;
car, si le pain ne domine pas davantage, les
corps gras, les pâtisseries, les mets et les

---

(1) Les femmes, obligées à la vie sédentaire par leurs
devoirs naturels, ont un mode périodique d'élimination
qui compense le défaut d'efforts musculaires; mais,
lorsque ce moyen vient à être supprimé par l'âge, elles
doivent diminuer leur nourriture, afin d'éviter diverses
maladies.

boissons sucrés, et malheureusement aussi
l'alcool apportent aujourd'hui une proportion
excessive de l'aliment respiratoire. En outre,
depuis que l'emploi des machines s'est ré-
pandu dans toutes les industries, les travaux
demandent moins d'efforts musculaires ;
c'est la machine qui doit consommer le char-
bon, et si le régime de l'ouvrier n'est pas
modifié, il faut s'attendre aux conséquences.
Enfin il n'est pas douteux que l'hérédité
n'ait développé et accru successivement
cette disposition morbide ou constitution
médicale.

Je sais que les aliments carbonés sont nécessaires dans une certaine proportion, qu'ils
sont favorables aux scrofuleux, aux phti-
siques et à tous ceux dont la respiration a
besoin d'être activée (1); aussi je ne vous

______

(1) S'il est vrai, comme l'ont avancé d'éminents pra-
ticiens, que l'asthme et la phtisie s'excluent, que l'état
rhumatismal et l'état scrofuleux soient, sinon incompa-
tibles, au moins très opposés l'un à l'autre, ne s'ensui-
vrait-il pas que l'alimentation carbonée, qui accroît les
souffrances du premier état, dût être au contraire favo-

conseille pas de vous en abstenir ; je dis seulement qu'il faut en diminuer la quantité lorsque l'excès se manifeste.

Chacun doit donc se nourrir, je le redis encore, suivant les besoins de sa constitution, le climat, la saison, l'âge, l'emploi de ses forces, et cela sous peine de souffrir par suite de pénurie ou d'excès (1). L'Esquimau ne peut résister au climat glacé des régions polaires qu'en absorbant beaucoup de combustible : aussi sa nourriture consiste presque exclusivement en chair de phoque, et il fait,

---

rable au second ? Cela devrait appeler l'attention de ceux qui sont à même d'observer ; mais il faudrait d'abord établir si la phtisie est une maladie constitutionnelle, ou si elle n'est pas plutôt, ainsi que les autres tuberculoses, un mal infectieux et contagieux.

(1) « Le régime qui convient le mieux à l'homme est « celui qui consiste à associer la viande aux végétaux, « dans une proportion d'ailleurs variable, suivant l'âge, « le climat, suivant surtout la somme de travail ou « d'efforts qu'il doit produire. »

(Rapport de MM. Bouley et Nocard : Séance du 5 août 1878, du congrès international d'hygiène. N° 10 des comptes rendus, tome I, p. 430 Imp. nationale, 1880.)

dit-on, sa boisson de l'huile de cet am-
phibie (1).

A mesure que l'on descend vers l'équateur,
l'alimentation devient moins carbonée. Le
pain et les autres farineux occupent cependant
trop de place dans la nourriture des Français,
des Italiens, etc., qui ne peuvent y puiser
la force musculaire (2); l'Anglais, dont le ré-

---

(1) « A poids égal, les substances grasses peuvent four-
« nir beaucoup plus de chaleur que toutes les autres,
« lorsque leur combustion s'accomplit dans l'économie
« animale : en effet, les graisses contiennent beaucoup
« plus de carbone, et en outre l'hydrogène qui est dans
« leur composition en excès sur l'oxygène équivalent
« (pour former l'eau : H O) fournit au moins trois fois
« et demie plus de chaleur qu'un égal poids de carbone...
« On comprend donc que les hommes du Nord aient
« besoin, dans leur régime, de matières grasses en plus
« grande quantité que les hommes du Midi. »
                    (Payen, *Des substances alimentaires*, xvi.)

« Ainsi l'alimentation varie avec les climats, de façon
« que la sobriété forcée de l'habitant des pays chauds
« n'a plus de raison d'être dans les climats froids. »
                    (M. Marey, *La Machine animale*, chap. iii.)

(2) L'homme, suivant la nature, est principalement car-
nivore, ainsi que le prouvent les dimensions de son tube
digestif et l'ensemble de ses organes ; et l'on doit attri-
buer l'étiolement de certaines races, de même que plu-

gime est rationnel dans un pays de brumes froides, devient souvent victime d'affections du foie ou d'autres maladies, lorsque, transporté dans l'Indoustan, il ne modifie pas suffisamment ce régime. L'habitant des contrées chaudes est sobre par nécessité, et l'on doit supposer que c'est à cause du climat que l'usage de la viande adipeuse du porc a été interdit par les religions juive et mahométane, à l'imitation de la loi religieuse de l'ancienne Égypte.

L'homme a été créé pour le travail, et, ·lorsqu'il n'use pas des facultés qu'il a reçues de la Providence, ces facultés se retournent contre lui-même. Je crois qu'au point de

---

sieurs maladies endémiques à une alimentation trop exclusivement végétale. La pellagre des paysans de la Lombardie n'est-elle pas due à une consommation exagérée de maïs? Les *vegetarians* de l'Amérique du nord et de l'Allemagne suivent donc un régime absolument opposé à l'hygiène. Au contraire, le néphalisme qui compte de 4 à 5 millions d'adhérents en Angleterre, et ce qui est la même chose, le *teetotalism* ou l'abstinence complète de boissons alcooliques, qui se répand de plus en plus en Amérique, sont, en principe, très favorables à la santé.

vue de l'hygiène, rien ne peut remplacer l'activité corporelle ; mais il faut bien admettre que certaines professions, l'âge ou les infirmités obligent au repos, et alors le seul moyen d'habituer le corps à la vie sédentaire est de consommer moins d'aliments. C'est là ce qu'on ne fait pas, par ignorance ou par gourmandise, et les infirmités ne font pas défaut.

Je pourrais vous énumérer de nombreux exemples de maladies chroniques guéries et d'existences prolongées par le régime. Au lieu de remonter jusqu'à l'histoire un peu légendaire du vénitien Cornaro qui, déjà caduc à l'âge de quarante ans, dut à une sobriété extrême, de vivre exempt d'infirmités jusqu'à l'âge de cent quatre ans, il est plus à propos de citer le savant chimiste Payen, dont les travaux consciencieux sur les substances alimentaires sont un des meilleurs guides à consulter pour l'hygiène raisonnée (1).

---

(1) Hachette et Cie. Bibl. des chemins de fer.

Payen, atteint de diabète à trente-six ans et déclaré incurable par Broussais, vécut jusqu'à soixante-seize ans, grâce à une nourriture albumineuse, c'est-à-dire peu carbonée (1). « Que celui qui a des oreilles pour entendre, entende. »

Recevez, etc.

Evreux, 6 juin 1880.

Y...

J'ai pensé que cette lettre, écrite à un ami, pourrait être lue avec profit par plus d'un ; et j'ai obéi à ma conscience en la faisant imprimer.

P. S. C'est à tort que, dans la lettre qui précède, j'ai compté l'alcool au nombre des aliments respiratoires. Des expériences plusieurs fois contrôlées ont montré que l'alcool n'est pas décomposé par l'économie et qu'il est excrété dans son état primitif. C'est un excitant pour les muqueuses digestives qui l'absorbent ; c'est en outre, comme le café, le thé, etc., un stimulant du système nerveux. Il a aussi pour effet de ralentir la désassimilation des substances carbonées, et c'est ainsi qu'il concourt à amener l'état pléthorique dont j'ai détaillé les suites. Je parle de l'alcool de vin, car les autres alcools renferment des éthers nuisibles et ont une action plus ou moins toxique.

----

(1) V. *Dict. de la conversation Suppl.*, v° Payen.

ÉVREUX, IMPRIMERIE DE CHARLES HÉRISSEY.